BEI GRIN MACHT SICH IHR WISSEN BEZAHLT

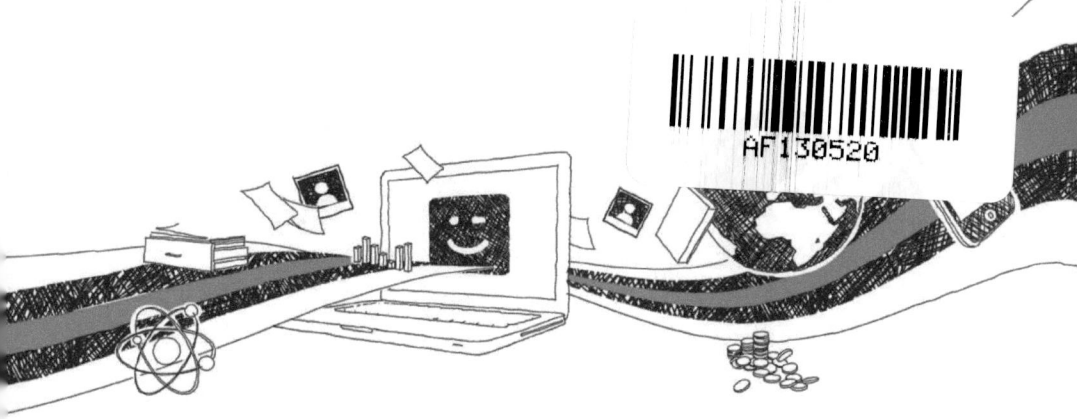

- Wir veröffentlichen Ihre Hausarbeit, Bachelor- und Masterarbeit

- Ihr eigenes eBook und Buch - weltweit in allen wichtigen Shops

- Verdienen Sie an jedem Verkauf

Jetzt bei www.GRIN.com hochladen und kostenlos publizieren

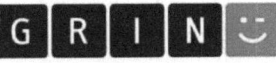

Digitales betriebliches Gesundheitsmanagement. Gegenwart oder Zukunftsmelodie?

Karim Keddo

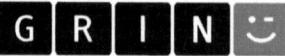

Bibliografische Information der Deutschen Nationalbibliothek:

Die Deutsche Nationalbibliothek verzeichnet diese Publikation in der Deutschen Nationalbibliografie; detaillierte bibliografische Daten sind im Internet über http://dnb.d-nb.de abrufbar.

ISBN: 9783389008775
Dieses Buch ist auch als E-Book erhältlich.

Druck und Bindung: Books on Demand GmbH, Norderstedt Germany
Gedruckt auf säurefreiem Papier aus verantwortungsvollen Quellen

Das vorliegende Werk wurde sorgfältig erarbeitet. Dennoch übernehmen Autoren und Verlag für die Richtigkeit von Angaben, Hinweisen, Links und Ratschlägen sowie eventuelle Druckfehler keine Haftung.

Das Buch bei GRIN: https://www.grin.com/document/1463547

FOM Hochschule für Ökonomie & Management

Berufsbegleitender Studiengang zum

Master of Science in Public Health

3. Semester (2023/2024)

Seminararbeit im Modul „Digitalisierung im Gesundheitswesen"

zum Thema

Digitales Betriebliches Gesundheitsmanagement: Gegenwart oder Zukunftsmelodie?

von

Karim Keddo

Abgabedatum: 10.03.2024

Inhaltsverzeichnis

Abbildungsverzeichnis

Abkürzungsverzeichnis

ArbSchG: Arbeitsschutzgesetz

AU: Arbeitsunfähigkeit

BEM: Betriebliches Eingliederungsmanagement

BGF: Betriebliche Gesundheitsförderung

BGM: Betriebliches Gesundheitsmanagement

BZGA: Bundeszentrale für gesundheitliche Aufklärung

GKV: Gesetzliche Krankenversicherun

GPB: Gefährdungsbeurteilung psychischer Belastung

IKT: Informations- und Kommunikations-Technologien

KKU: Kleinst- und Kleinunternehmen

SGB: Sozialgesetzbuch

1. Ausgangssituation / Relevanz des Themas

Unter Zustimmung der Theorie des Wirtschaftswissenschaftlers Nikolai Kondratjew entwickelt sich die Wirtschaft in zyklischen Phasen, die von einer Innovation geprägt ist und wirtschaftlichen Aufschwung verspricht. Mit Hilfe der Informations- und Kommunikations-Technologien (IKT) wird besonders das produzierende Gewerbe innoviert, in dem Prozesse automatisiert und sowohl durch Maschinen als auch durch Roboter ersetzt werden. Die Art der Erwerbstätigkeit verändert sich von körperlicher Betätigung (schweres Heben, ungünstige Arbeitshaltung) in belastenden Umgebungsfaktoren (Lärm, Dämpfe, hohe Temperaturen) hin zur Wissensgesellschaft (vgl. *Meischter*, 2018, S.189). Im Weiteren ermöglichen die IKT den Unternehmen einen schnellen und globalen Kontakt zu einer Vielzahl an Lieferanten und Kunden, womit der regionale, überregionale und weltweite Konkurrenzkampf für Unternehmen zunimmt. Dieser globale Wettbewerbskampf und die Automatisierung von Prozessen führt zu einer Erhöhung der Produktionsgeschwindigkeit und zur kosteneffizienten Produktion (vgl. *Kaiser und Matusiewicz*, 2018, S.38). In diesem Zusammenhang brauchen Unternehmen hochqualifiziertes Personal, das jedoch durch das Fortschreiten des demografischen Wandels zunehmend schwerer und kostenintensiver zu akquirieren ist, obwohl die Nachfrage hoch bleibt (vgl. *Kaiser und Matusiewicz*, 2018, S.2).

Diese äußeren Umstände beeinflussen die Arbeitswelt der Unternehmen und der Beschäftigten gleichermaßen. Die Beschleunigung der Produktion wirkt sich als Leistungs- und Zeitdruck auf die Beschäftigten aus, denn laut dem Soziologen Hartmut Rosa kann die Beschleunigung der Lebenszeit erreicht werden, indem das Handeln an sich beschleunigt, die Erholungsphasen zwischen dem Handeln verkürzt oder mehrere Handlungen gleichzeitig („Multitasking") ausgeübt werden (vgl. *Burkhardt und Hanser*, 2018, S.39). Der Anstieg der Komplexität der Tätigkeiten erfordert mehr Schlüsselqualifikationen und Selbst- bzw. Kommunikationskompetenzen. Hierunter zählen neben der Verantwortungs- und Leistungsbereitschaft, Zuverlässigkeit, Selbstständigkeit und Kreativität (vgl. *Fathi und Fathi*, 2018, S.111). Die Flexibilität wird häufig mit der Digitalisierung in Verbindung gebracht. Flexible Arbeitszeitmodelle (Schichtarbeit, Gleitzeit), flexible Arbeitsorte (Home-Office) und mobiles Arbeiten (Außendienst) werden der internen Flexibilität zugeordnet und haben zum Ziel, die

Vereinbarkeit von Familie und Beruf zu fördern, wobei gerade die ständige Erreichbarkeit durch IKT zur Entgrenzung zwischen Arbeits- und Privatleben führt (vgl. *Sayed und Kubalski*, 2018, S.556). Unter der externen Flexibilität werden verschiedenartige Beschäftigungsformen verstanden, die sich außerhalb eines befristeten Beschäftigungsverhältnisses bewegen (vgl. ebd., 2018, S.556).

Der beschriebene Zeit- und Leistungsdruck, die gesteigerte Komplexität der Tätigkeiten und die bedingte Flexibilität wirken sich gesundheitlich auf die Belegschaft eines Unternehmens aus. Die Eigenverantwortlichkeit komplexe Tätigkeiten innerhalb einer gewissen Zeit mit einer geforderten Qualität flexibel auszuüben, steigert das chronische Stresserleben der Belegschaft. Es folgen gesundheitliche Risiken und arbeitsbedingte Entstehungen von Krankheitsbildern wie Angst, Depressionen und Burn-Out (vgl. *Burkhardt und Hanser*, 2018, S.38).

Sowohl Hasselmann (vgl. 2018, S.62) als auch Kaiser und Matusiewicz (vgl. 2018, S.39) ergänzen mit der Arbeitsverdichtung, dem Termin- und Leistungsdruck, Multitasking und häufigen Unterbrechungen weitere Risikofaktoren für der psychische Gesundheit der Beschäftigten. Meischter (vgl. 2018, S.189) betont das zwischenmenschliche Miteinander am Arbeitsplatz und hebt Konflikte zwischen Mitarbeitern und Führungskräften als weiteren Risikofaktor für die psychische Gesundheit hervor. Insbesondere erschweren teils berufsbedingte Isolation (z.B. bei Home-Office), Schichtarbeit und Außendienste die persönliche Gesundheitserhaltung und stellen Hürden für die reale Interaktion dar. Kommen moderne Kommunikationstechniken zum Einsatz, sind erweiterte Kommunikationskompetenzen innerhalb von virtuellen Teams erforderlich (vgl. *Sayed und Kubalski*, 2018, S.556).

Obwohl diese Bedingungsfaktoren der psychischen Gesundheit in der Arbeitswelt bekannt sind, wird ein relevanter Anstieg der psychischen Erkrankungen seit der 2000er Jahre verzeichnet (vgl. *Hasselmann*, 2018, S.62). Der Anteil der psychosozialen Störungen ist seit dem Jahr 2009 um 20% gestiegen (vgl. Burkhardt und Hanser, 2018, S.40). Des Weiteren beläuft sich im Jahr 2015 der Anteil der prozentualen Fehltagezahl im Verhältnis zu allen Arbeitsunfähigkeitstagen bei 14,7% (vgl. *Kaiser und Matusiewicz*, 2018, S.2). Somit ist an fast jedem 7. AU-Tag mindestens eine Person mit einer psychischen Erkrankung ärztlich arbeitsunfähig gemeldet.

Somit bildet die persönliche Gesundheit einen entscheidenden Erfolgs- und Wettbewerbsfaktor ab (vgl. *Sayed und Kubalski*, 2018, S.554). Daher sei bei der Implementierung eines betrieblichen Gesundheitsmanagements (BGM) der Erhalt von gesunden, motivierten und leistungsfähigen Mitarbeitern sicherzustellen, denn nur gesundes Personal ist auch leistungsfähiges Personal.

1.1. Zielsetzung der Seminararbeit

Unsere Arbeitswelt wird stets durch äußere Trends verändert. Die Digitalisierung nimmt Einfluss auf die Beschäftigungsformen, die Menge und Inhalt von Arbeit sowie die Arbeitsbedingungen und -anforderungen. Während die Bundesregierung den digitalen Wandel zu einer der zentralen Aufgaben gemacht hat, haben die Unternehmen einen teilweise begrenzten Handlungsspielraum auf die äußeren Faktoren (vgl. *Sayed und Kubalski*, 2018, S.553). Jedoch bieten sich für die Unternehmen unterschiedliche Möglichkeiten an, um die Arbeitsbedingungen und das Gesundheitsverhalten der Belegschaft unter Mithilfe der Digitalisierung positiv zu verändern. Das betriebliche Gesundheitsmanagement (BGM) dient als betriebsinternes Steuerungselement, um die Beschäftigten nachhaltig gesund zu erhalten und zur Höchstleistung zu motivieren. Inwiefern die Digitalisierung das BGM beeinflusst, welche aktuellen und zukünftigen Herausforderungen und Chancen daraus folgen und welche Weiterentwicklungspotenziale sich anbieten, sind Bestandteile der Untersuchung innerhalb dieser Seminararbeit.

2. Theoretische Grundlagen

Um ein besseres Verständnis zu entwickeln, in welchem Umfang die Digitalisierung das betriebliche Gesundheitsmanagement weiterentwickeln kann und wo sich die Ansatzpunkte befinden, wird im Nachfolgenden das BGM und dessen einzelne Bestandteile skizziert.

2.1. Betriebliches Gesundheitsmanagement (BGM)

Beim betrieblichen Gesundheitsmanagement (BGM) handelt es sich per Definition um „die systematische sowie nachhaltige Schaffung und Gestaltung von gesundheitsförderlichen Strukturen und Prozessen einschließlich der Befähigung der Organisationsmitglieder zu einem eigenverantwortlichen, gesundheitsbewussten Verhalten." (*Kardys und Bialasinski*, 2018, S.494). Hiermit wird ersichtlich, dass das BGM eine strukturierte und geplante Veränderung der Arbeitsumstände (Prozesse und Strukturen) und des persönlichen Gesundheitsverhaltens aller beschäftigten Personen innerhalb einer Organisation anstrebt, mit dem Ziel, eine nachhaltige und gesundheitsförderliche Arbeitsumgebung zu gewährleisten. Dies bedeutet, dass BGM einem Managementsystem folgt, das durch kontinuierliche Ermittlung und Überprüfung von Kennzahlen und die abgeleiteten Maßnahmen auf die Bedürfnisse des Personals weiter anpasst werden. Hierbei richtet sich das BGM nicht nur ausschließlich an Zielgruppen, die bereits erkrankt sind, sondern an alle Mitarbeiter des Unternehmens. Um nachhaltige Erfolge zu erzielen, sind Angebote und Maßnahmen sowohl für das Personal (Verhalten) als auch für das Unternehmen (Verhältnis) notwendig (vgl. *Junker und Kaluza*, 2018, S.632).

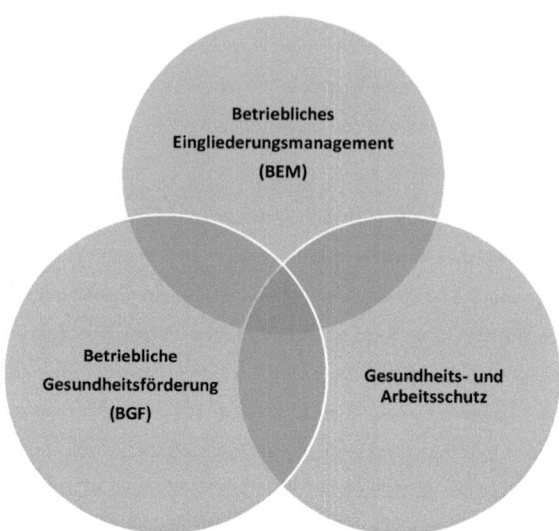

Abbildung 1: Überblick der Einzelkomponenten des BGM (Eigene Darstellung)

Das BGM setzt sich aus dem Gesundheits- und Arbeitsschutz, dem Betrieblichen Eingliederungsmanagement (BEM) und der Betrieblichen Gesundheitsförderung (BGF) zusammen.

2.1.1. Gesundheits- und Arbeitsschutz

Während sich der Gesundheits- und Arbeitsschutz in der Vergangenheit auf eine defizitorientierte und pathogenetische Sicht- und Herangehensweise fokussierte und die Risikominimierung und Unfallvermeidung im Sinne von krankmachenden Faktoren am Arbeitsplatz zur Aufgabe machte, liegt heutzutage vermehrt das Augenmerk auf einer salutogenetischen Sicht- und Herangehensweise unter Verwendung der Ressourcen und Gesundheitsfaktoren (vgl. *Kardys und Bialasinksi*, 2018, S.494). Daraus lässt sich ableiten, dass der Gesundheits- und Arbeitsschutz arbeitsbedingte Umweltfaktoren nicht nur zwischen zwei Polen – gesundheitsförderlich oder krankmachend – bewertet, sondern zusätzlich die vorhandenen Ressourcen und persönlichen Gesundheitsfaktoren inkludiert, z.B. behaviorale und psychische Faktoren in Form von Bewegung oder Ernährung.

6

Laut §§ 2,3,5,6 ArbSchG soll der Gesundheits- und Arbeitsschutz sowohl Unfälle und arbeitsbedingte Gesundheitsgefahren verhüten als auch verpflichtende Maßnahmen zum Schutz der Gesundheit der Beschäftigten bei der Arbeit implementieren. Des Weiteren bedarf es einer Wirksamkeitsüberprüfung und nach Bedarf auch einer Anpassung der Maßnahmen zur Verbesserung des Gesundheitsschutzes. Der Gesundheits- und Arbeitsschutz ist zur Dokumentation dieses Vorgehens verpflichtet. Dieses siebenschrittige Procedere findet im Rahmen einer Gefährdungsbeurteilung nach § 5 ArbschG statt (siehe Abbildung 2: BGW).

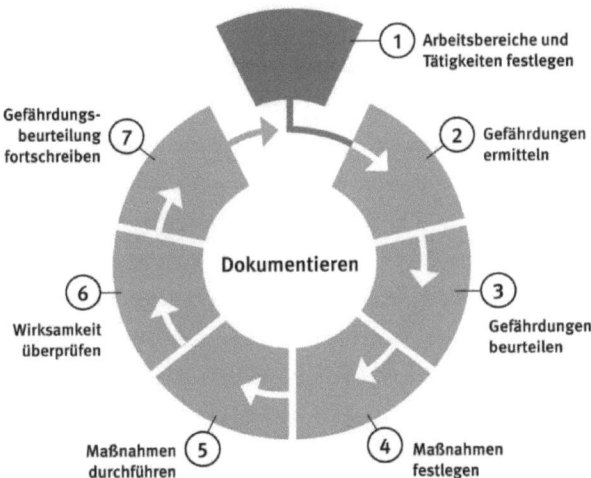

Abbildung 2: Prozess der Gefährdungsbeurteilung nach § 5 ArbSchG (Quelle https://www.bgw-online.de/bgw-online-de/themen/sicher-mit-system/gefaehrdungsbeurteilung/sieben-schritte)

In § 20c SGB V „Prävention arbeitsbedingter Gesundheitsgefahren" ist gesetzlich verankert, dass die Krankenkassen unter Verwendung der Ergebnisse der Gefährdungsbeurteilung nach § 5 ArbSchG die betriebliche Gesundheit fördern und bestimmte arbeitsbedingte Gesundheitsgefahren vorbeugen soll. Hinweise auf mögliche Zusammenhänge zwischen Erkrankungen und Arbeitsbedingungen geben die Daten aus Routine- oder Befragungsdaten, die erhoben werden. Die Krankenkassen erhalten bei der Wahrnehmung dieser Aufgaben Unterstützung durch die Träger der gesetzlichen Unfallversicherung und für den Arbeitsschutz zugehörigen Landesbehörden (vgl. *GKV-Spitzenverband*, 2023, S.106).

2.1.2. Betriebliches Eingliederungsmanagement (BEM)

Seit dem Jahr 2004 sind Arbeitgeber in Deutschland dazu gesetzlich verpflichtet, zielgerichtete Maßnahmen zu ergreifen, um eine Arbeitsunfähigkeit einer beschäftigten Person zu überwinden oder erneut zu vermeiden (vgl. *Schlinkheider*, 2018, S.575). Entsprechend dem § 167 Abs. 2 SGB IX erhält jede beschäftige Person ein Angebot zum BEM-Verfahren seitens des Unternehmens, wenn diese innerhalb eines Kalenderjahres länger als sechs Arbeitswochen ununterbrochen oder wiederholt arbeitsunfähig gemeldet wurde. Weiter heißt es, dass es zur Durchführung eines solchen BEM-Verfahrens die Zustimmung der betroffenen Person bedarf und innerhalb dieses Gesprächsangebots der Betriebs- oder Personalrat, bei schwerbehinderten Beschäftigten die Schwerbehindertenvertretung, unter Umständen der Werks- oder Betriebsarzt/ärztin und weitere Akteure wie die Rehabilitationsträger oder das Integrationsamt beteiligt werden (vgl. ebd., S.576).

Absolut unerlässlich ist eine lückenlose Dokumentation jeder Verfahrensschritte, jeder Entscheidungsfindung und der kompletten Kommunikation aller Beteiligten (vgl. *Schlinkheider*, 2018, S.576). Es kann durchaus vorkommen, dass die geplanten Maßnahmen keine Rückkehr zur vorherigen Tätigkeit im Unternehmen zulassen, sodass der Arbeitgeber verpflichtet ist, einen alternativen Arbeitsplatz unter anderen Arbeitsplatzmerkmalen der beschäftigten Person anzubieten. Ebenso sind die Rehabilitationsträger bemüht, Unterstützungsangebote in Form von Hilfsmitteln, Umschulungen, Zusatzqualifikationen usw. anzubieten, um möglichst die Erwerbstätigkeit der betroffenen Person zu erhalten, sodass diese nicht frühzeitig Erwerbsminderungsrente empfangen.

2.1.3. Betriebliche Gesundheitsförderung (BGF)

Bei der betrieblichen Gesundheitsförderung (BGF) handelt es sich um die „Etablierung partizipativorientierter Strukturen und Prozesse unter dem Leitbild von Gesundheit" innerhalb einer Organisation (*Hartung et al.*, 2021, o.S.). Diese gesundheitsfördernden Angebote finden auf allen Ebenen der Organisation statt und schaffen neben der aktiven Teilhabe der Beschäftigten zur Umgestaltung der Organisation auch die Möglichkeit, die Strukturen der Organisation dahingehend anzupassen, dass eine aktive Teilhabe aller Beschäftigten überhaupt erst möglich gemacht wird (vgl. ebd.). Gesundheitsangebote, die darauf abzielen das Gesundheitsverhalten der Beschäftigten gesundheitsförderlich zu verändern, werden als verhaltenspräventiv bezeichnet. Umgekehrt werden alle Maßnahmen, die die innerbetrieblichen Strukturen und Prozesse gesundheitsförderlicher zugunsten der Beschäftigten gestalten, verhaltenspräventiv genannt.

Aus der Definition für BGF von der „Bundeszentrale für gesundheitliche Aufklärung" (BZGA) geht hervor, dass die BGF mehr ist als eine Implementierung von rein individuellen Gesundheitsangeboten für die Beschäftigten. Der Annahme, dass jeder Mensch für seine eigene Gesundheit verantwortlich sei, kann entgegengebracht werden, dass besonders arbeitsbedingte Belastungen den Spielraum zur Nutzung von Gesundheitsförderung begrenzen. Zusätzlich führen rein verhaltenspräventive Ansätze der BGF zur sozialen Ungleichheit, da bereits gesundheitsbewusste Menschen mit Angeboten der Prävention und Gesundheitsförderung einfacher zu erreichen sind als jene Personengruppen, die einen höheren Bedarf hätten, aber aufgrund von Armut oder anderen Lebensumständen daran gehindert werden (vgl. *Hartung et al.*, 2021, o.S.)

Die betriebliche Gesundheitsförderung (BGF) stützt sich rechtlich auf § 20 b SGB V, wonach die Krankenkassen den Aufbau und Stärkung struktureller gesundheitsförderlicher Rahmenbedingungen am Arbeitsplatz unterstützen, um betriebliche Gesundheitsförderung zu realisieren. Die Krankenkassen erheben unter Beteiligung aller Beschäftigten, der Verantwortlichen des Betriebs, der Betriebsärzte und der Fachkräfte für Arbeitssicherheit die gesundheitliche Situation inklusive der Risiken und Potenziale, sodass im Anschluss aus den Ergebnissen Vorschläge zur Verbesserung der gesundheitlichen Situation zu entnehmen sind (vgl. *GKV-Spitzenverband*, 2023, S.104). Die Krankenkassen werden durch die Träger der

Unfallversicherung bei der Wahrnehmung ihrer Tätigkeiten durch wechselseitigen Informationsaustausch oder Aktivitäten im Betrieb unterstützt (vgl. ebd., S.105).

In Abbildung 3 ist das systematische Vorgehen beim betrieblichen Gesundheitsförderungsprozess des GKV-Spitzenverbands exemplarisch dargestellt.

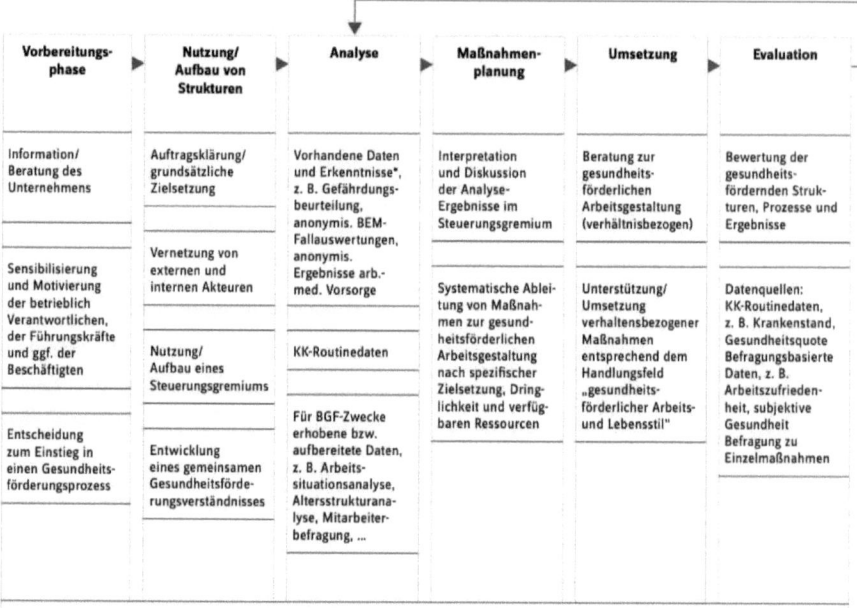

Abbildung 3: Der lebensweltbezogene Gesundheitsförderungsprozess (*GKV-Spitzenverband*, 2023, S.32)

Im Kapitel 3.4 „Digitale betriebliche Gesundheitsförderung" wird näher auf die einzelnen Phasen eingegangen. Unter Berücksichtigung des betrieblichen Gesundheitsförderungsprozesses des GKV-Spitzenverbandes und der gesetzlich verpflichtenden Förderung durch die Krankenkassen können jene Krankenkassen Unternehmen bei „Analyseleistungen (…) zur Bedarfsermittlung, Beratung zur Gestaltung gesundheitsförderlicher Arbeitsbedingungen (…), Beratung zur Ziel- und Konzeptentwicklung (…), Aufbau eines Projektmanagements, Moderation von Arbeitsgruppen, Gesundheitszirkeln und anderen Gremien, Qualifizierung/Fortbildung von Beschäftigten zu Multiplikatorinnen und Multiplikatoren (…), Umsetzung verhaltenspräventiver Maßnahmen, internen Kommunikation, [und der] Dokumentation, Evaluation und Qualitätssicherung" unterstützen (*GKV-Spitzenverband*, 2023, S.113 f.).

Im Weiteren beträgt der „Return of Investment" (ROI) der betrieblichen Gesundheitsförderung je nach Studienlage zwischen 1:2 und 1:10. Das bedeutet, jeder Euro, der seitens des Unternehmens in betriebliche Gesundheitsförderung investiert wird, verdoppelt bis verzehnfacht das Investment (vgl. *Thienel und Neubauer*, 2018, S.530). Begründet werden kann das durch Reduktion der Fehlzeiten, keiner notwendigen Rekrutierung und Einarbeitung neuer Mitarbeiter, der Steigerung der Motivation und der Leistungsbereitschaft.

3.   Digitales betriebliches Gesundheitsmanagement (dBGM)

„Unter dem digitalen betrieblichen Gesundheitsmanagement (dBGM) wird der Einsatz von digitalen Methoden und Instrumenten im Betrieblichen Gesundheitsmanagement verstanden." (*Kaiser und Matusiewicz*, 2018, S.2). Walle drückt sich noch technischer aus, indem er „Digitales BGM als Übertragung von vorhandenen oder neu erfassten Daten im Rahmen eines betrieblichen Gesundheitsmanagements in ein digitales Format" definiert (2018, S.86). Keiner der beiden Definitionen erkennt dBGM als eigenständig an, sondern mehr als Integration in ein ohnehin bereits existierendes BGM. Diese Ansicht bekräftigen Bamberg et al. mit deren Annahme, dass Interventionen und Maßnahmen mehr oder weniger digitalisiert werden können und sich viel mehr die analogen mit den digitalen Interventionen abwechseln. Aus diesem Grund bezeichnen Bamberg et al. (2022, S.188) stattdessen das dBGM als ein „digital unterstützendes betriebliches Gesundheitsmanagement". Nissen und Jent (vgl. 2022, S.252) sehen die digitalen Anwendungen auch eher als Ergänzung zu den analogen Angeboten.

Die Bereitstellung von gesundheitsförderlichen Informationen, die Erfassung von gesundheitsrelevanten Daten und die verhaltens- und verhältnispräventiven Unterstützungsangebote werden in und über Datennetze verbreitet (vgl. *Walle*, 2018, S.86). Die Bandbreite digitaler Instrumente ist groß und variiert mit dem Verwendungszweck. Im Folgenden werden die wichtigsten digitalen Instrumente (Tools) vorgestellt, um anschließend den Gesundheits- und Arbeitsschutz, das betriebliche Eingliederungsmanagement (BEM) als auch die betriebliche Gesundheitsförderung (BGF) aus dem Blickwinkel der Digitalisierung zu betrachten.

3.1. Digitale Instrumente (Tools)

Gesundheits-App

Gesundheits-Apps dienen der Vitaldatenerfassung, -speicherung und -auswertung und umfassen Bereiche wie Lifestyle, Ernährung, Psyche und Fitness, z.B. Runtastic. Die Verwendung findet auf mobilen Endgeräten wie einem Smartphone oder einem Tablet statt. Es erfolgt ein individuelles Unterstützungsangebote zum gesundheitsförderlichen Verhalten auf der Grundlage der erfassten Daten durch individualisierte Gesundheitstipps. Außerdem sollen virtuelle Wettbewerbe und Vergleiche mit anderen App-Nutzern die Motivation steigern und mit Hilfe der Visualisierung der Gesundheitsdaten zu einem gesundheitsförderlichen Verhalten verhelfen (vgl. *Kaiser und Matusiewicz*, 2018, S. 3). Gesundheits-Apps unterstützen chronisch kranke Menschen in ihrem Selbstmanagement und ihrer Therapietreue beispielsweise durch Push-Nachrichten (vgl. *Sayed und Kubalski*, 2018, S.559).

Wearable/Sensorik

Unter dem sogenannten Wearable (englisch: tragbar) werden am Körper tragende Sensoren oder sogar Computersysteme (Smart Watches, Fitnesstracker, Brillen) verstanden, die neben physiologischen Werten (Herzfrequenz, Blutdruck) die Umgebungs- (Lufttemperatur) und Verhaltensparameter (Bewegungsaktivitäten) erfassen und weiterverarbeiten (vgl. *Verwaltungs-Berufsgenossenschaft (VBG)*, 2020, S.3). Die intelligenten Gadgets verfügen über Micro-Chips, kleine Akkus und eine spezielle Software, mit denen die Datenmessung, -übertragung, -visualisierung, Erinnerung und Kommunikation zwischen Menschen und Maschine möglich gemacht wird (vgl. *Kaiser und Matusiewicz*, 2018, S.4). Wearables werden zur dauerhaften und individuellen Gesundheitsförderung und -überwachung in den Bereichen Lifestyle, Fitness und Gesundheit eingesetzt. Sie können als eigenständiges Produkt oder in Kombination mit Apps oder Gesundheitsplattformen genutzt werden, woraufhin die Datenübertragung auf andere mobile Endgeräte erreicht werden kann (ebd., 2018, S.4). Als bekanntestes Beispiel ist hier die Apple SmartWatch zu erwähnen.

Online-/Gesundheitsplattformen

Über Online-/Gesundheitsplattformen haben Unternehmen die Möglichkeit, digitale Angebote des BGM den Beschäftigten anzubieten. Auf der einen Seite sind Gesundheitsplattformen als Intranet formatiert, das einen innerbetrieblichen Zugriff gewährleistet. Auf der anderen Seite sind Gesundheitsplattformen auch als Wikis denkbar, in denen die Nutzer nicht nur Informationen über verschiedene Gesundheitsthemen nachlesen können, sondern auch Diskussionsräume zur Verfügung und Optionen zur Datensammlung und -auswertung bereitgestellt werden (vgl. *Verwaltungs-Berufsgenossenschaft*, 2020, S.3). Ergänzt werden diese Funktionen über Zugriffe auf Webinare, Assessments zum Selbsttest und Online-Trainings (vgl. *Tannen et al.*, 2022, S.283). Nutzer können flexibel orts- und zeitunabhängig auf die Plattformen zurückgreifen, weil die unterschiedlichen Gesundheitsangebote der Gesundheitsplattformen über das Internet abgerufen werden (vgl. *Nissen und Jent*, 2022, S.252). Digitale Plattformen werden über die Unternehmen selbst oder durch Drittanbieter betrieben, z.B. Krankenkassen (Pflege-Mediathek der AOK) (vgl. *Kaiser und Matusiewicz*, 2018, S.4; vgl. *Tannen et. al.*, 2022, S.283).

BGM-Komplettsysteme

Als BGM-Komplettsystem wird eine online gestützte Managementplattform verstanden, die sich aus einer Kombination digitaler Einzelinstrumente zusammensetzt und alle Bereiche des BGM – Gesundheits- und Arbeitsschutz, Betriebliches Eingliederungsmanagement (BEM) und betriebliche Gesundheitsförderung (BGF) – bedient (vgl. *Kaiser und Matusiewicz*, 2018, S.5). Es bietet vielseitige Informationen und orts- und zeitunabhängige Angebote zu Gesundheitsthemen wie Stress, Rauchen, Bewegung und Ernährung an (ebd., 2018, S.5). BGM-Komplettsysteme unterstützen im kompletten Handlungskreislauf eines BGM (vgl. Abbildung 3: Der betriebliche Gesundheitsförderungsprozess), in der Bedarfsanalyse, Ziel- und Maßnahmenableitung, Umsetzung und Evaluation von Maßnahmen (vgl. *Verwaltungs-Berufsgenossenschaft*, 2020, S. 4), um die Gesundheitskompetenz der Beschäftigten individuell zu verbessern (vgl. *Kaiser und Matusiewicz*, 2018, S.5). Diese Form des Komplettsystems wird meist von einem externen Dienstleister angeboten.

3.2. Digitaler Gesundheits- und Arbeitsschutz

Die „Europäische Agentur für Sicherheit und Gesundheitsschutz am Arbeitsplatz" (EU-OSHA) bezeichnet digital gestützte Instrumente des Arbeitsschutzes (e-Tools) als „elektronische, interaktive Instrumente, die Daten empfangen und individuell zugeschnittene Ausgaben zu Aspekten zu Gesundheit und Sicherheit ermöglichen." (*Robelski und Sommer*, 2022, S.203). Dabei zielen die Instrumente weniger auf den digitalen Fortschritt in den Devices, sondern mehr auf die Lebensumstände durch die Digitalisierung ab. Die e-Tools des Arbeitsschutzes nutzen auf eine pragmatische Art und Weise die IKT-Anwendungen, um den Problemen des „analogen" Arbeitsschutzes in Zeiten der Digitalisierung entgegenzuwirken. Während sich die derzeitigen Regelungen und Anforderungen des Arbeitsschutzes auf die „Normalarbeitsverhältnisse" (*Robelski und Sommer,* 2022, S.202) beziehen, nimmt der digitale Gesundheits- und Arbeitsschutz Bezug zu den Beschäftigten in „dezentralen, vernetzten und von festen Strukturen unabhängigen Arbeitsformen", die schwerer durch den analogen Arbeitsschutz zu erreichen sind (vgl. ebd.,2022, S.203). Unabhängig von der Digitalisierung weist der analoge Gesundheits- und Arbeitsschutz ressourcenbedingte Schwächen und strukturelle Mängel auf, weil es aufgrund von Kapazitätsengpässen bezüglich des notwendigen Arbeitsschutzpersonals (Fachkräfte für Arbeitssicherheit und Arbeitsmediziner/innen) zu Betreuungslücken besonders für Kleinst- und Kleinbetriebe kommt.

Der digitale Gesundheits- und Arbeitsschutz verwendet internetbasierte Anwendungen, Apps auf mobilen Endgeräten, Anwendungen über die sozialen Medien sowie Gamification („Übertragung von spieltypischen Elementen und Vorgängen in spielfremde Zusammenhänge" *Bendel* in: Gabler Wirtschaftlexikon, o.J., o.S.) oder VR-Anwendungen (englisch: virtuelle Realität), um Trainings anzubieten, Risiko- und Gefährdungsbeurteilungen durchzuführen, die Arbeitsumgebung zu überwachen, Informationen bereitzustellen und alle Schritte zu dokumentieren (vgl. *Robelski und Sommer*, 2022, S.203). Die digitalen Anwendungen des Gesundheits- und Arbeitsschutzes können verhältnispräventiv in der Ausgestaltung der Strukturen und Prozesse und verhaltenspräventiv als Maßnahme fungieren. Unter Beteiligung moderner Sensoren (siehe in „Tools": Wearables/Sensorik) in Geräten und/oder Kleidung dienen einer kontinuierlichen und echtzeitbasierten Analyse physischer Belastungsfaktoren oder der Erfassung und Verarbeitung umweltbedingter Informationen (z.B. Konzentration von Giftgasen) (vgl. *Robelski und Sommer*, 2022, S.204).

3.3.   Digitales betriebliches Eingliederungsmanagement (dBEM)

Die Digitalisierung nimmt an unterschiedlichen Stellen des BEM-Prozesses Einfluss. So ist mit Hilfe der Digitalisierung möglich, die komplette erforderliche Kommunikation zwischen allen Akteuren sämtlicher BEM-Fälle zu bündeln (vgl. *Schlinkheider*, 2018, S.578). Nachdem der betroffene Beschäftigte eine digitale Einladung zum BEM-Verfahren erhalten hat, könnte er diese innerhalb einer geeigneten Plattform bestätigen und sich sogleich nach einem frei verfügbaren Termin bemühen. Besonders die obligatorische und rechtssichere Dokumentation der Kommunikation zwischen allen Parteien sei damit gewährleistet. Dieser Vorgang ist in Abbildung 4 piktografisch dargestellt.

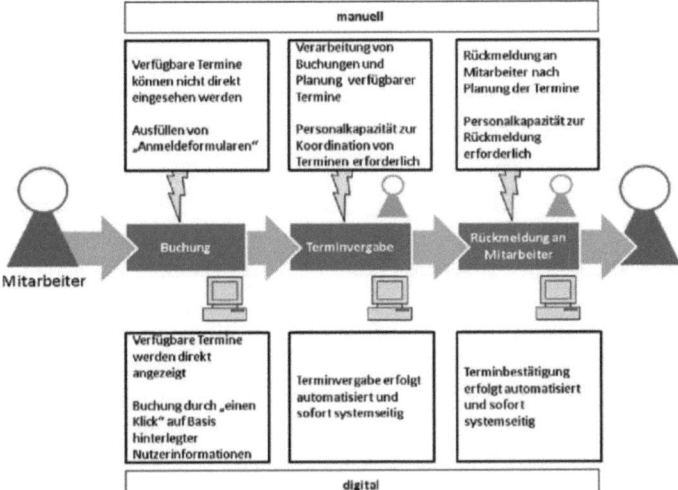

Abbildung 4: Manueller vs. Digitaler Prozess (*Sayed und Kubalski*, 2018, S.564)

Im Weiteren ist die eigentliche BEM-Akte vollständig digitalisierbar, sodass jederzeit durch autorisierte Personen inklusive eines digitalen Zugriffsprotokolls auf die notwendigen Daten zur Bearbeitung des BEM-Falles zurückgegriffen werden kann. In der BEM-Akte werden Befunde, Krankheitsbilder, Schreiben und Notizen sowie geplante und durchgeführte Maßnahmen zusammengetragen und gespeichert (vgl. *Schlinkheider*, 2018, S.578).

Schließlich bringt die Digitalisierung des gesamten BEM-Prozesses von der Feststellung der sechswöchigen Arbeitsunfähigkeit eines Beschäftigten bis hin zur Überprüfung der Wirkung der geplanten Maßnahmen Vorteile mit sich. Der digitale BEM-Prozess erlaubt eine Übersicht über alle aktuellen und eventuell potenziellen BEM-Fälle, abgeschlossene BEM-Fälle und laufende, bereits durchgeführte oder geplante Maßnahmen (vgl. *Schlinkheider*, 2018, S.578).

Insgesamt bieten die digitalisierten Daten des BEM statistische Potenziale. So können sämtliche zur Verfügung stehenden Daten strukturiert analysiert werden, sofern diese keine Rückschlüsse auf Einzelfälle oder einzelne Personen zulassen. Diese Analyse ermöglicht Einblicke über die Häufigkeit von Krankheitsbildern im Vergleich zu früheren Jahren oder zwischen unterschiedlichen Abteilungen bzw. Geschäftsbereichen. Darüber hinaus können Daten zur generellen BEM-Quote, der Teilnahme-Quote am BEM-Verfahren, die Ursachen für die Beendigung des BEM gesammelt und verglichen werden. Schlussendlich kann auch die numerische Häufigkeit von gewissen BEM-Maßnahmen und deren Kostenentwicklung über verschiedene Zeiträume oder Abteilungen hinweg untersucht werden (vgl. *Schlinkheider*, 2018, S.587).

3.4. Digitale betriebliches Gesundheitsförderung

Gerade in den Zeiten der Digitalisierung steht die psychische Gesundheit am Arbeitsplatz im Vordergrund. So zielt der etablierte Begriff der „Occupational eMental Health" darauf ab, die psychische Gesundheit von Beschäftigten mit der Hilfe von modernen Informations- und Kommunikationstechologien zu verbessern (vgl. *Robelski und Sommer*, 2022, S.204). Die digitalen verhältnis- und verhaltensbezogenen Maßnahmen finden „in den Bereichen der Edukation, der Messung psychischer Belastungen und Beanspruchung sowie des Screenings und der Diagnostik psychischer Störungen, der Gesundheitsförderung, der Prävention, der Behandlung, der Rückfallprophylaxe und der Rückkehr zum Arbeitsplatz" statt (*Ducki et al.*, 2018, 371). Durch diese Breite an Handlungsfeldern der digitalen betrieblichen

Gesundheitsförderung bestehen Schnittmengen sowohl mit dem Gesundheits- und Arbeitsschutz als auch dem betrieblichen Eingliederungsmanagement (BEM).

Im Einzelnen nehmen die digitale Verhältnisprävention und Gesundheitsförderung im Unternehmen Bezug zur digitalen Arbeitswelt, die durch äußere Umstände des gesamten Digitalisierungsprozesses beeinflusst wird wie z.B. Entgrenzung zwischen Privat- und Arbeitsleben, virtuelle Omnipräsenz verbunden mit einer dauerhaften Erreichbarkeit und durch Flexibilisierung bedingte Arbeitsformen (vgl. *Ducki et al.*, 2018, S.372). Hieraus resultieren digitale Ansätze zur Verhältnisprävention (vgl. *Ducki et al.*, 2018, S.373):

- „Online-Assessments zur Analyse spezifischer Belastungen und Ressourcen und relevanter Gesundheitsparameter.
- Onlineunterstützte Bewertung von Arbeitsprozessen (…).
- Onlinebasierte Aufbereitung und Verbreitung von Informationen über gesunde Arbeitsbedingungen (…).
- Online-Workshops für ortsungebundene Arbeitsformen.
- Unterstützung realer Veränderungen von Arbeitsbedingungen durch Online-Tools (…)."

Ähnlich zu der analogen Durchführung von BGF dienen den Beschäftigten die digitale Verhaltensprävention und Gesundheitsförderung dem „Aufbau von protektiven Stressbewältigungskompetenzen (…), den Abbau von ungünstigem Bewältigungsverhalten (..) bis hin zur Bewältigung bereits vorliegender Beschwerden, wie z.B. Schlafstörungen oder Depressivität" (*Ducki et al.*, 2018, S.379). Dafür erfolgen die Maßnahmen der digitalen Verhaltensprävention durch Online-Trainingseinheiten verbunden mit informativen „Textbausteine(n), Grafiken, Video- und Audiosequenzen sowie interaktiven Übungen." (*Ducki, et al.*, 2018, S.374). Außerdem besteht für die teilnehmenden Beschäftigten die Option, während der Einheit in Echtzeit oder nach der Einheit via Videochat oder E-Mail ein Feedback durch Psychologen oder Gesundheitsexperten (e-Coaches) zu erhalten. Dieses digitale Kommunikationsangebot soll die Teilnehmenden zur regelmäßigen Nutzung motivieren, bei der Bearbeitung und Durchführung der Programme unterstützen und Interventionsbedarf regelmäßig evaluieren (vgl. *Lehr und Boß*, 2022, S.230).

Die jeweiligen Maßnahmen der digitalen Verhaltens- und Verhältnisprävention sind technisch integriert in Tools der Internet-Interventionen und Mobile Health Apps. Insbesondere die Mobile Health-Anwendungen sollen eine niedrigschwellige und flexible Nutzung angepasst auf die Work-Life-Balance der Nutzer gewährleisten. Dies setzt voraus, dass die Interventionen unkompliziert und zeiteffizient über verschiedene mobile Endgeräte unabhängig des Betriebssystems nutzbar gemacht werden. Neben einer variabel gestaltbaren Benutzeroberfläche ist zu berücksichtigen, dass die Apps situationsunabhängig (Lärm, fehlende Privatsphäre) anzuwenden sind (vgl. *Ducki et al.*, 2018, S.376). Um eine nachhaltige Nutzung der Mobile Health-Apps zu erzeugen, sind spielerische Elemente (Gamification) integriert, die die anwendenden Personen zum Fortsetzen der Intervention motivieren sollen. Hierunter zählt das Sammeln von Punkten, der Vergleich mit anderen Nutzern, die Zuweisung realer oder virtueller Belohnungen und Preise oder gar das Darstellen des Entwicklungsfortschritts (vgl. *Ducki et al.*, 2018, S.377).

Unter Beachtung des betrieblichen Gesundheitsförderungsprozess des GKV-Spitzenverbands (Abbildung 3) findet folgendermaßen eine konkretere digitale Integration statt:

In der Phase der Analyse werden die Daten aus den digital angewendeten Erhebungsverfahren (Gefährdungsbeurteilung, BEM, medizinische Vorsorgeuntersuchungen, Mitarbeiterbefragung, Altersstruktur- und Arbeitsplatzanalye) anonymisiert und digital ausgewertet, um Arbeitsbedingungen, Belastungen und Ressourcen sowie individuelle Beanspruchungsfolgen zu erfassen (vgl. Ducki et al., 2018, S.378). Anschließend findet „ein detailliertes Screening der Belastungen (z.B. hoher Zeitdruck, mangelnde soziale Unterstützung, Führungsverhalten) und deren Folgen (z.B. Erschöpfungszustände, Schlafbeschwerden, Depressivität oder Substanzgebrauch)" statt (Ducki et al., 2018, S.378), mit dem Ziel eine individuelle Handlungsempfehlung in der Phase der Maßnahmenplanung vorzuschlagen (vgl. ebd.). Aufbauend auf diesen Screeningergebnissen werden auf digitalen Wegen über webbasierte Internet-Interventionen oder Mobile Health-Apps sowohl Informationen zur „gesundheitsgerechten Gestaltung der Organisationsstrukturen und Arbeitsbedingungen (Verhältnisprävention)" übermittelt als auch individuelle Gesundheitsangebote zum gesundheitsförderlichen Verhalten (Verhaltensprävention) zur

Verfügung gestellt (Ducki et al., 2018, S.378f.). Zum Abschluss werden in der Evaluationsphase Daten aus der Krankenstand- und Gesundheitsquote, der Arbeitszufriedenheit und der subjektiven Gesundheit digital zusammengetragen und anhand der objektiven Unternehmensziele bewertet.

Besonderer Beachtung sollte dem Thema der IT-Sicherheit bei der Verwendung personenbezogener Gesundheitsdaten geschenkt werden, da es sich um sensible Daten handelt und beispielsweise seitens der Versicherungsunternehmen oder Krankenkassen ein erhöhtes Interesse bezüglich gesundheitsbezogener Daten besteht, um Leistungen und individuelle Gesundheitsrisiken zu koppeln oder anderweitig zu missbrauchen (vgl. *Ducki et al.*, 2018, S.377). Unklar ist jedoch bei vielen individuellen Anwendungen der Mobile Health Apps, welche personenbezogenen Gesundheitsdaten erhoben und mit welchem technischen Aufwand Datenübertragungen verschlüsselt und unbefugte Zugriffe auf die jeweiligen Server verhindert werden (vgl. ebd.).

Abgesehen vom Datenschutz ist sowohl die Informationssicherheit, die Qualität der bereitgestellten Informationen, die Information der Nutzerinnen und Nutzer, die Regelungen beim Einsatz webgestützter Befragungen und Messungen als auch die Barrierefreiheit Teil der Qualitätskriterien laut Präventionsleitfaden des GKV-Spitzenverbands (2023, S.160ff.). So sind die Anbieter von digital unterstützter Gesundheitsförderung und Prävention zur Einhaltung dieser Qualitätskriterien verpflichtet. Unter dem Qualitätskriterium der „Informationssicherheit und Datenschutz" subsumieren sich Regelungen der Datenschutzgrundverordnung (EU-DSGVO) und des Bundesdatenschutzgesetzes (BDSG). Ergänzt werden diese mit Verschwiegenheitsverpflichtungen für alle Personen mit Zugang zu personenbezogenen Daten und der verpflichtenden Abwesenheit von Produktwerbung innerhalb der digitalen Präventions- und Gesundheitsförderungsangebote (vgl. *GKV-Spitzenverband*, 2023, S.161). Unter Verwendung automatisierter Rückmeldungen aus Ergebnissen in der Analysephase ist es erforderlich, dass die wissenschaftlichen Quellen, die für die individuellen Empfehlungen herangezogen wurden, beschrieben werden. Die Gremien der Mitbestimmung sind durch die Verantwortlichen des Unternehmens in diesen Prozess einzubinden (vgl. ebd., S.162).

Über die Förderung von Unternehmen zur Durchführung von BGF mit Leistungen der Krankenkassen (siehe Kapitel 2.1.3. „Betriebliche Gesundheitsförderung") und über die finanzielle Bezuschussung von Maßnahmen der BGF nach § 3 Nr. 34 EstG entscheiden die Krankenkassen nach Prüfung der Anbieter individuell (vgl. *GKV-Spitzenverband*, 2023, S.161).

4. Diskussion

Die vorliegenden Informationen bieten eine Übersicht über die möglichen Potenziale und Herausforderung bei der Umsetzung des digitalen betrieblichen Gesundheitsmanagements (dBGM). So zeigen Nissen und Jent (2018, S.252) auf, dass trotz der Möglichkeit besonders Menschen in dünn besiedelten Gebieten, in der Schichtarbeit oder im Home-Office mit betrieblicher Gesundheitsförderung zu erreichen, dBGM bislang kaum Anwendung findet.

Der Digitalisierung hat längst Einfluss auf die Arbeitswelt genommen, sodass mit Hilfe von Automatisierungsmechnanisamen die „gefährliche, gesundheitsbelastende, zeit- und kraftaufwändige Arbeiten ebenso wie monotone, fehleranfällige oder unangenehme Aufgaben durch digitale Tools" ersetzt oder zumindest ergänzt werden (*Faller*, 2022, S.80). Außerdem ermöglichen technische Devices die Integration von Menschen mit Behinderungen auf dem Arbeitsmarkt, weil die vermeintlichen Defizite kompensiert werden können (ebd., S.81).

Grundvoraussetzung zum wirksamen und sinnvollen Einsatz von dBGM ist neben den bestehenden Strukturen des BGM auch die Auswahl und Verwendung der jeweiligen digitalen Tools innerhalb des BGM-Kontextes (Arbeitsschutz, BEM, BGF). Neben der hier verwendeten Einordnung der digitalen Tools nach ihren Bezeichnungen, nimmt Walle (2018, S.86 ff.) eine zweckgebundene Zuordnung vor. So dienen Portale, Webseiten, Onlinedatenbanken usw. der Bereitstellung von gesundheitsförderlichen Informationen im Intranet, die ehemals analog als Printdokumente angeboten wurden (Informationssysteme). So könnten Aufgaben des Gesundheits- und Arbeitsschutzes und der betrieblichen Gesundheitsförderung mit Hilfe der vorliegenden gesundheitsförderlichen Informationen durch den Beschäftigten in Form von

Verhaltensprävention wahrgenommen und erfüllt werden. Der Interaktionsfluss ist primär einseitig von Informationssystem hin zum Nutzer geprägt.

Alle technischen Lösungen, mit denen Daten im Rahmen des BGM erfasst und verarbeitet werden können, sind dem Datenerfassungssystem zuzuordnen. Darunter zählen Wearables und Fitnesstracker, mit denen Vitaldaten erfasst werden, aber auch Sensoren, die „in Form von Messinstrumenten zu Prüfung der Arbeitsumgebungsbedingungen (Lärm, Beleuchtungsstärke, Temperatur, Zugluft) oder von Dämpfen, oder Ähnlichem verwendet" werden (*Walle*, 2018, S.88). Damit wird deutlich, dass Tools des Datenerfassungssystems in der BGF und auch dem Gesundheits- und Arbeitsschutz verhältnispräventiv integriert werden. Wie zuvor auch ist der Interaktionsfluss primär einseitig, jedoch in diesem Fall vom Nutzer weg und hin zum System.

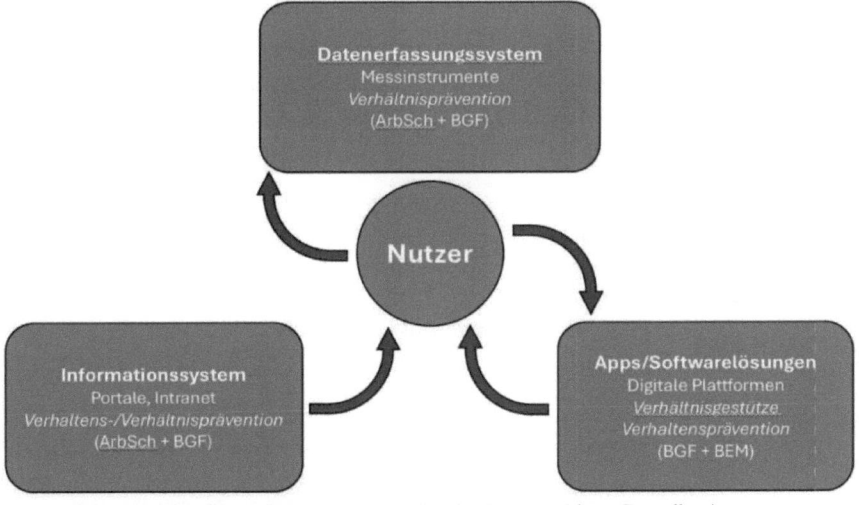

Abbildung 5: Interaktionsfluss zwischen Nutzer und digitalen Systemen (eigene Darstellung)

Werden nicht nur Daten und Informationen abgerufen, sondern auch neue Daten erfasst und schlussendlich weiterverarbeitet, handelt es sich bei solchen digitalen Tools um Apps oder Softwarelösungen (z.B. digitale Plattformen). Neben den niedrigschwelligen und kurzfristigen Angeboten von verhältnisgestützter Verhaltensprävention, bieten Apps die Möglichkeit, viele Beschäftigte innerhalb des Unternehmens zu erreichen, um „im Rahmen des BGM zu kommunizieren, zu analysieren/zu befragen und ihnen über den gleichen Weg auch Beratung und den Zugang zu Maßnahmen zu ermöglichen" (*Walle,* 2018, S.87). Smartphones werden von Menschen jedes Alters und jeder Berufsgruppe genutzt, unabhängig von ihrer sozialen Schicht. Im Jahr 2018 wurde die Anzahl an Apps in den Bereichen „Medizin" und „Gesundheit und Fitness" auf circa 90.000 geschätzt (vgl. *Sayed und Kubalski,* 2018, S. 559). Aufgrund von wenige Regulationen ist der Markt für Gesundheits-Apps unübersichtlich. Zusätzlich ist die Wirksamkeit von Gesundheits-Apps im betrieblichen Gesundheitsmanagement noch nicht durch Studien erwiesen. Zumal treten mögliche Risiken wie Fehlfunktionen und Fehldiagnosen auf (falsche Prävention und Therapie) und sorgen für datenschutzrechtliche Bedenken (vgl. *Sayed und Kubalski,* 2018, S.559 f.). Der Einsatz von digitalen Plattformen bringt den Vorteil mit sich, dass der Interaktionsfluss zu beiden Seiten möglich ist, sowohl zum Nutzer als auch zum System. Daraus resultieren zwei symbiotische Punkte. Zum einen profitieren die verhaltenspräventiven Angebote von den verhältnispräventiven Maßnahmen, da die Beschäftigten „neu erworbene Verhaltensweisen in einem angepassten betrieblichen Setting auch zur Anwendung bringen können." (*Tannen et al.,* 2022, S.285). Zum anderen profitieren die verhältnispräventiven Angebote von den verhaltenspräventiven Maßnahmen, indem durch neue Arbeitsbedingungen auch neue Kompetenzen und Fähigkeiten gefordert werden, die in verhaltenspräventiven Maßnahmen erworben werden können (vgl. ebd.).

Aus der Sicht von Braun und Nürnberger (2018, S.415) ist es unerlässlich, Qualitätsanforderungen an das dBGM zu stellen, sodass ein sicherer, attraktiver und leichter Umgang mit den digitalen Tools umsetzbar ist. Hierunter zählen sie neben der Berücksichtigung des Datenschutzes, der Schnittstellenkompabilität zwischen den jeweiligen Anwendungen und der Mehrsprachigkeit von Onlinelösungen auch die Individualisierbarkeit, die leichte Integration in den Alltag und den aktuellen Stand des Wissens auf (vgl. ebd.). Im Gegensatz dazu sind Bamberg et al. (vgl. 2022, S.189) der Auffassung, dass die Qualitätsanforderungen des dBGM mit den jeweiligen Anwendungsfeldern korrelieren. Während reine Informations-Apps die angebotenen Informationen auf Verständlichkeit, Aktualität und Wahrhaftigkeit prüfen sollen, seien Onlinetrainings zur Verhaltensänderung zum umfangreicheren wissenschaftlichen Nachweis zur Wirksamkeit und der Beachtung höherer Datenschutzstandards verpflichtet (vgl. *Bamberg et al.,* 2022, S.189). Digitale Daten-Verwaltungsprogramme, die dem Datenerfassungssystem zuzuordnen sind, haben zumal hohe Datenschutzvorgaben und Standards zur Gebrauchstauglichkeit (Usability).

Übergeordnet betrachtet steht die Tauglichkeit in der Verwendung der jeweiligen Tools in Abhängigkeit mit der Komplexität der geplanten Intervention und der Intensität, mit der eine dauerhafte Verhaltensänderung angestrebt ist. In Abbildung 6 wird deutlich, dass klassische Gruppentrainings ein hohes Maß an Komplexität aufweisen, jedoch die Intensität der Maßnahme aufgrund der Anzahl der Kontakte niedrig ist. Andererseits ist bei der Verwendung von Wearables und Smartphones darauf zu achten, dass die Komplexität der durchgeführten Intervention nicht allzu hoch ist, aber dafür wird ein dauerhafter Kontakt durch beispielsweise Push-Nachrichten intensiviert, um die jeweiligen Nutzer an effektive und kurzfristige Interventionen zu binden.

Der Gesundheits- und Arbeitsschutz inklusive der Gefährdungsbeurteilung psychischer Belastung am Arbeitsplatz (GPB) nach § 5 ArbSchG erreichen durch die Unterstützung von IKT im Rahmen der Digitalisierung mehr Beschäftigte als es analog möglich wäre.

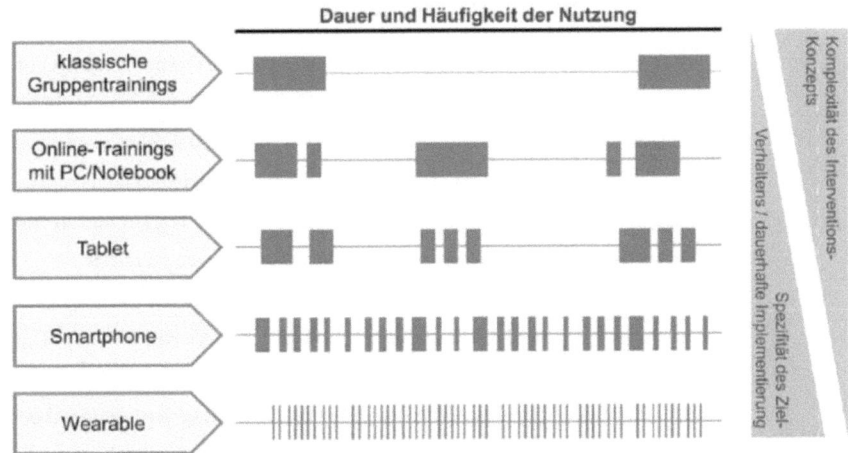

◻ **Abb. 17.3** Zusammenspiel von Endgerät, Nutzungsmuster und Konzeption einer Intervention

Abbildung 6: Zusammenspiel von Endgerät, Nutzungsmuster und Konzeption einer Intervention *(Lehr und Boß, 2022, S.232)*

Selbiges ist im Rahmen der Digitalisierung des betrieblichen Eingliederungsmanagements (BEM) und der betrieblichen Gesundheitsförderung (BGF)

vorstellbar, indem Informations- und Datenerfassungssysteme eine einseitige und Apps oder Softwarelösungen eine beidseitige Kommunikation zulassen.

Während die Kleinst- und Kleinunternehmen (KKU) primär von der ressourceneffizienten Gestaltung der Kommunikation durch digitale Kontakte zu notwendigen Fachkräften für Arbeitssicherheit und Arbeitsmedizinern profitieren, hat die digitale Umsetzung von der GPB oder eine virtuelle Arbeitsplatzbegehung Einfluss auf die Unternehmenssteuerung von Konzernen, da Belastungen frühzeitig identifiziert, mit anderen Abteilungen oder Bereichen des Unternehmens Daten verglichen, Maßnahmen auf Erfolg getestet und unter Umständen adaptiert werden können.

Ähnliche Möglichkeiten bietet die digitale Umsetzung des betrieblichen Eingliederungsmanagements. Die Erhebung der Beanspruchung eines BEM-Prozesses, die gesamte Kommunikation, die rechtssicher zu gestalten ist und die statistischen Potenziale zur Unternehmenssteuerung in Bezug auf Arbeitsplatzgestaltung und Gesundheitserhaltung der Beschäftigten bieten Ansatzpunkte zu einer teilweisen digitalen Transformation des betrieblichen Gesundheitsmanagements.

In den meisten Fällen wird mit der Digitalisierung von Gesundheitsangeboten die Verhaltensprävention in der betrieblichen Gesundheitsförderung in Verbindung gebracht. Die Wirksamkeit von verhaltenspräventiven Maßnahmen ist wissenschaftlich problemloser zu überprüfen als die der verhältnispräventiven Maßnahmen, da sie nicht zwingend in den laufenden Prozess des Unternehmens integriert und so isolierter auf Wirkmechanismen untersucht werden. Dabei beeinflussen geradezu die Arbeitsbedingungen das arbeitsbedingte Stressempfinden der Beschäftigten, sodass verhältnisbezogene Maßnahmen der Belegschaft suggerieren, dass dem Unternehmen die Gesundheit der Beschäftigten wichtig sei. Jedoch scheint der Widerstand größer zu sein, wenn Verhältnisprävention erst durch die Initiierung der Leitungsebene inklusive der Führungskräfte und gegebenenfalls auch mit Entwicklern technischer Systeme abgestimmt werden muss. Zusätzlich ist darauf Acht zu geben, dass verhältnispräventive Maßnahmen nicht auf Kosten der Gesundheit einer Person zugunsten einer anderen Person stattfinden (vgl. *Tannen et al.*, 2022, S.282 ff).

Der größte Nutzen der Digitalisierung der Einzelkomponenten des BGM ist die Generierung von gesundheitsbezogenen Daten und dessen Verknüpfung untereinander, denn überall wo gemessen wird, kann digitalisiert werden. Während im Arbeits- und Gesundheitsschutz Daten über potenzielle Gesundheitsrisiken im Setting „Betrieb", im betrieblichen Eingliederungsmanagement krankheitsbezogene Daten im Rahmen des BEM-Prozesses und in der BGF gesundheitsförderliche Daten im Rahmen des BGF-Prozesses erhoben werden, können diese Informationen für ein digitales Gesamtbild zum Thema Gesundheit der Beschäftigten innerhalb eines Unternehmens liefern. Ausgewertete Daten werden nicht nur intern innerhalb eines der Einzelkomponenten verarbeitet, sondern liefern weitere Auskünfte grenzüberschreitend für die Gesamtsteuerung des betrieblichen Gesundheitsmanagements. Somit ist eine effektivere und effizientere Anpassung der Arbeit im Gesamtkontext der Digitalisierung von Gesundheit möglich. Geradezu diese Verknüpfung gilt als größte Hürde, weswegen digitales BGM bislang wenig Anwendung findet, denn aufgrund von datenschutzrechtlichen und technischen Aspekten bietet der Markt wenige bis gar keine evidenzbasierten Lösungen an.

5. Ausblick und Limitationen:

Insgesamt verdeutlichen die Möglichkeiten der Anwendungsbereiche der digitalen Tools den potenziellen Nutzen im digitalen betrieblichen Gesundheitsmanagement. Hierbei ist zu berücksichtigen, dass jedes Unternehmen individuell vor dem Hintergrund der bereits bestehenden Strukturen und Prozessen, den beschäftigten Personen und dem Fortschritt des BGM zu betrachten ist. Daraus resultiert, dass das digitale betriebliche Gesundheitsmanagement nicht existiert, sondern ein bestehendes BGM durch digitale Anwendung spezifisch ergänzt wird. Die Grundlage der Entscheidung der Verantwortlichen ist die Branche, in der das Unternehmen tätig ist, die Unternehmensgröße und die jeweiligen Bedarfe der Beschäftigten. Erst mit einer Bedarfsanalyse, unabhängig ob digital oder analog, können Maßnahmen zielgerichtet an die Gesundheit der Beschäftigten angepasst werden. Selbstverständlich ist vor Investition ins dBGM eine Kosten-Nutzen-Analyse durchzuführen, wobei jedoch jede Investition in die BGF einen Mehrwert erwirtschaftet (vgl. *Thienel und Neubauer*, 2018, S.530).

Es ist nicht zu bestreiten, dass die Digitalisierung nicht nur zu einer stetig veränderten Arbeitswelt führt, sondern auch Optionen zum gesundheitsförderlichen Umgang in der digitalen Welt bereitstellt.

Eines der Themenfelder, das den Widerspruch zwischen den psychischen Auswirkungen und Anwendungsmöglichkeiten der Digitalisierung versucht zu egalisieren, ist die „Occupational e-Mental Health". Erste Studien verweisen bereits auf einen positiven Effekt in Bezug auf Stress, Burnout, Depressivität, Angst, Wohlbefinden und Achtsamkeit, aber sie haben wenig Erkenntnisse darüber, was die wirklich wirksamen Bestandteile eines digitalen Trainings auf die psychische Gesundheit sind (vgl. *Lehr und Boß*, 2022, S.234). Nicht nur hier bedarf es vertiefender, evidenzbasierter Wirksamkeitsstudien, sondern auch bei den Gesundheits-Apps. Dies hätte zur Folge, dass der heterogene und übersättigte Markt von Produkten und verfügbaren Angeboten an Intransparenz verliere. Ergänzend wäre eine klare Deklaration von Qualitätskriterien seitens der Bundesregierung vonnöten, um tatsächlich wirksame und gesundheitsförderliche Angebote auf dem Markt kenntlich zu machen.

Interessant bleibt es, inwiefern in naher oder ferner Zukunft KI-gestützte Assistenzsysteme die Arbeitswelt beeinflussen werden. Hierunter zählen unter anderem Exosklette für körperbetonte Tätigkeiten oder die vor Kurzem präsentierte Apple Pro Vision mit augmentierter Realität. Nicht zuletzt bleibt es an den Anwendern selbst, welche Unterstützung in welchem Rahmen gebraucht wird und auch tatsächlich auf deren Endgeräte umsetzbar erscheint, denn werden Gesundheitsversprechen nicht erfüllt, wirkt sich das auf die zukünftige Inanspruchnahme von anderen Angeboten aus (vgl. *Lehr und Boß*, 2022, S.244). Außerdem werden regelmäßig Bedenken bezüglich des Datenschutzes laut, sobald persönliche, gesundheitsrelevante Daten digitalisiert werden.

Innerhalb dieser Seminararbeit gibt es Limitationen in der Tiefe der Analyse zum umfassenden Thema des digitalen betrieblichen Gesundheitsmanagements. Eine detaillierte Untersuchung ist aufgrund des begrenzten Umfangs dieser Seminararbeit nicht möglich gewesen, sodass unter anderem die Digitalisierung der Gefährdungsbeurteilung psychischer Belastungen am Arbeitsplatz im Ganzen und die „Occupational e-Mental Health" im Detail nicht näher beleuchtet wurden.

6. Literaturverzeichnis

Bamberg, Eva, Duckie, Antje, Janneck, Monique: Digitale Arbeit gestalten (2022): Springer eBooks, [online] doi:10.1007/978-3-658-34647-8.

Braun, Pia, Nürnberg, Volker (Praxisbeispiele, 2017): Zielgruppen im Digitalen Betrieblichen Gesundheitsmanagement: „Best Practice"-Beispiele, in: *Matusiewicz, David, Kaiser, Linda* (Hrsg.), Digitales Betriebliches Gesundheitsmanagement, 2018, S. 413–426, [online] doi:10.1007/978-3-658-14550-7_31.

Burkhart, Steffi, Hanser, Felix (2017): Einfluss globaler Megatrends auf das digitale Betriebliche Gesundheitsmanagement, in: *Matusiewicz, David, Kaiser, Linda* (Hrsg.), Digitales Betriebliches Gesundheitsmanagement, 2018, S. 37–55, [online] doi:10.1007/978-3-658-14550-7_2.

Diebig, Mathias (2022): Digitale Gefährdungsbeurteilung psychischer Belastungen, in: *Bamberg, Eva, Ducki, Antje, Janneck, Monique* (Hrsg.), Digitale Arbeit gestalten, 2022, S. 213–224, [online] doi:10.1007/978-3-658-34647-8_16.

Ducki, Antje (2022): Digital unterstütztes betriebliches Gesundheitsmanagement (dBGM), in: *Bamberg, Eva, Ducki, Antje, Janneck, Monique* (Hrsg.), Digitale Arbeit gestalten, 2022, S. 187–197, [online] doi:10.1007/978-3-658-34647-8_14.

Ducki, Antje, Boß, Leif, Behrendt, Dörte, Janneck, Monique. (2017): Anforderungen an ein digitales Betriebliches Gesundheitsmanagement für Existenzgründer, in: *Matusiewicz, David, Kaiser, Linda* (Hrsg.), Digitales Betriebliches Gesundheitsmanagement, 2018, S. 369–385, [online] doi:10.1007/978-3-658-14550-7_28.

Fathi, Vera, Fathi, Benjamin (2017): Individualität – die Zukunft des Betrieblichen Gesundheitsmanagements, in: *Matusiewicz, David, Kaiser, Linda* (Hrsg.), Digitales Betriebliches Gesundheitsmanagement, 2018, S. 107–117, [online] doi:10.1007/978-3-658-14550-7_7.

Hasselmann, Oliver (2017): Digitales BGM für die Arbeitswelt 4.0, in: *Matusiewicz, David, Kaiser, Linda* (Hrsg.), Digitales Betriebliches Gesundheitsmanagement, 2018, S. 57–71, [online] doi:10.1007/978-3-658-14550-7_3.

Junker, Nina M., Kaluza, Antonio J. (2017): Möglichkeiten und Grenzen im digitalen BGM aus Unternehmenssicht, in: *Matusiewicz, David, Kaiser, Linda* (Hrsg.), Digitales Betriebliches Gesundheitsmanagement, 2018, S. 631–643, [online] doi:10.1007/978-3-658-14550-7_46.

Kaiser, Linda, Matusiewicz, David (2017): Effekte der Digitalisierung auf das Betriebliche Gesundheitsmanagement (BGM), in: *Matusiewicz, David, Kaiser, Linda* (Hrsg.), Digitales Betriebliches Gesundheitsmanagement, 2018, S. 1–34, [online] doi:10.1007/978-3-658-14550-7_1.

Kardys, Claudia, Bialasinski, Dominique (2017): BGM 4.0 des TÜV Rheinland unter der E-Health-Lupe, in: *Matusiewicz, David, Kaiser, Linda* (Hrsg.), Digitales Betriebliches Gesundheitsmanagement, 2018, S. 491–499, [online] doi:10.1007/978-3-658-14550-7_37.

Lehr, Dirk, Boß, Leif (2022): Digitale Interventionen zur individuellen Prävention und Gesundheitsförderung, in: *Bamberg, Eva, Ducki, Antje, Janneck, Monique* (Hrsg.), Digitale Arbeit gestalten, 2022, S. 225–249, [online] doi:10.1007/978-3-658-34647-8_17.

Matusiewicz, David, Kaiser, Linda (2018): Digitales betriebliches Gesundheitsmanagement, Springer eBooks, [online] doi:10.1007/978-3-658-14550-7.

Meischter, Jens (2017): Gesundheitsberichterstattung der Krankenkassen oder individuelle technische Gesundheitsanalysen als Basis für Maßnahmen in BGM und BGF, in: *Matusiewicz, David, Kaiser, Linda* (Hrsg.), Digitales Betriebliches Gesundheitsmanagement, 2018, S. 189–197, [online] doi:10.1007/978-3-658-14550-7_12.

Nissen, Helge, Jent, Sophie (2022): Technologien und Methoden und ihr Einsatz, in: *Bamberg, Eva, Ducki, Antje, Janneck, Monique* (Hrsg.), Digitale Arbeit gestalten, 2022, S. 251–265, [online] doi:10.1007/978-3-658-34647-8_18.

Robelski, Swantje, Sommer, Sabine (2022): Digitale Arbeit braucht Schutz – Arbeitsschutz wird digital?, in: *Bamberg, Eva, Ducki, Antje, Janneck, Monique* (Hrsg.), Digitale Arbeit gestalten, 2022, S. 199–212, [online] doi:10.1007/978-3-658-34647-8_15.

Sayed, Mohamed A., Kubalski, Sebastian (2017): BGM im digitalen Zeitalter – Herausforderungen und Möglichkeiten, in: *Matusiewicz, David, Kaiser, Linda* (Hrsg.), Digitales Betriebliches Gesundheitsmanagement, 2018, S. 553–573, [online] doi:10.1007/978-3-658-14550-7_42.

Schlinkheider, Frank (2017): So nutzen Sie die Chancen der Digitalisierung für Ihr Betriebliches Eingliederungsmanagement, in: *Matusiewicz, David, Kaiser, Linda* (Hrsg.), Digitales Betriebliches Gesundheitsmanagement, 2018, S. 575–590, [online] doi:10.1007/978-3-658-14550-7_43.

Tanner, Grit, Ducki, Antje, Steinke, Theresia (2022): Verhältnisprävention digital umsetzen: Integrative Plattformen als Weg für eine umfassende Gesundheitsförderung, in: *Bamberg, Eva, Ducki, Antje, Janneck, Monique* (Hrsg.), Digitale Arbeit gestalten, 2022, S. 281–296, [online] doi:10.1007/978-3-658-34647-8_20.

Thienel, Petra, Neubauer, Günter (2017): Potenzial und Ansätze für ein betriebliches Gesundheitsmanagement – eine gesundheitsökonomische Perspektive, in: *Matusiewicz, David, Kaiser, Linda* (Hrsg.), Digitales Betriebliches Gesundheitsmanagement, 2018, S. 523–533, [online] doi:10.1007/978-3-658-14550-7_40.

Walle, Oliver (2017): Der Einsatz digitaler Lösungen zum Erreichen und zur Motivation von Beschäftigten in einem BGM, in: *Matusiewicz, David, Kaiser, Linda* (Hrsg.), Digitales Betriebliches Gesundheitsmanagement, 2018, S. 83–97, [online] doi:10.1007/978-3-658-14550-7_5.

GKV-Spitzenverband (2023): Leitfaden Prävention, Handlungsfelder und Kriterien nach § 20 Abs. 2 SGB V zur Umsetzung der §§ 20, 20a und 20b SGB V, GKV-Spitzenverband, [online] https://www.gkv-spitzenverband.de/media/dokumente/krankenversicherung_1/praevention__selbsthilfe_ _beratung/praevention/praevention_leitfaden/2023-12_Leitfaden_Pravention_barrierefrei.pdf.

Sieben Schritte - *bgw-online* (o. D.): [online] https://www.bgw-online.de/bgw-online-de/themen/sicher-mit-system/gefaehrdungsbeurteilung/sieben-schritte.

VBG (2020): Digitale Instrumente – eine sinnvolle Ergänzung im betrieblichen Gesundheitsmanagement, in: Fachinformationsblatt,

[online] https://cdn.vbg.de/media/b0377f63be0549f89de5fe7c27afad8b/dld:attachment/ BGM_Digitalisierung.pdf